Gianni Speciale
SEMPLICEMENTE VEDERE

Prima edizione: ottobre 2018

ISBN 9781724194909

DISCLAIMER

Gianni Speciale

SEMPLICEMENTE VEDERE

da lontano, da vicino,
senza astigmatismo.

Breve manuale
per abbandonare lo sforzo di vedere

SEMPLICEMENTE VEDERE

Proprio in questo momento, il tuo problema visivo è tenuto e mantenuto in atto da una costante tensione o un insieme di diverse tensioni del tuo apparato visivo. Queste tensioni svolgono ognuna una precisa funzione che ha la sua ragione di essere. Forse fino ad ora non le hai mai percepite, non te ne sei accorto o non le percepisci come tensioni. Ho dato a questo libro il compito di darti istruzioni per il sollievo da queste, mentre recuperi la tua vista in modo graduale e costante. Oltre a sapere delle tensioni, puoi ottenere una buona vista confrontando il comportamento di una vista sana e rilassata con la tua, potendo così rinunciare a quelle tensioni.

Puoi fare qualcosa già in questo momento, mentre leggi e prima di voltare la prima pagina di questo libro: prova, come davanti a una piacevole sorpresa, a sgranare gli occhi e poi battere o sfarfallare le palpebre due o tre volte, come viene naturale dopo aver aperto molto gli occhi. Prova a farlo mentre stai leggendo qui e poi distogli lo sguardo dal libro, guarda qualcosa più distante da te, come se fosse una bella sorpresa e batti un po' le palpebre. Prima di voltare pagina puoi farlo ancora due o tre volte o quante volte vuoi, guardando qualcosa lontano, e sgranando dolcemente gli occhi, battendo poi le palpebre.

In questo libro mi sono proposto di renderti subito capace di fare qualcosa che avvii il cambiamento alla tua vista perché, come hai visto e potrai constatare con le altre due o tre pratiche descritte in seguito, sono semplicissime e le imparerai automaticamente mentre leggi.

Flash+Blink è il nome che ho dato alla pratica che hai provato leggendo la pagina precedente.

Una piccola avvertenza: non praticare troppo spesso quanto detto sopra se indossi lenti a contatto, meglio toglierle.

In questa seconda pagina colgo l'occasione di proporti di praticare ancora una volta il Flash+Blink proprio mentre stai leggendo, se vuoi, sgranare gli occhi e sfarfallare le palpebre. Consiglio di fare Flash+Blink ogni volta che lo vedi scritto e notare come forse riesci a concentrarti meglio in quello che fai o stai guardando e che si può fare in qualsiasi occasione. Praticalo come lo hai capito: sgranare o spalancare dolcemente gli occhi e battere le palpebre, sempre dolcemente. Più avanti spiegherò il perché farlo o perché funziona, ma il come farlo consiste in quella spiegazione semplice della prima pagina.

Lo scopo di questo libro è di renderti indipendente da un istruttore o dal dover rileggere questo stesso libro facendoti prendere una abitudine. Man mano che leggi e pratichi il Flash+Blink inneschi il circuito virtuoso e domani noterai già qualche beneficio, la fisiologia ha i suoi tempi. Domani, al risveglio, penso che avrai allo sguardo la piacevole sensazione di aver avviato un cambiamento.

PERCHÉ "SEMPLICEMENTE VEDERE"

Ho scritto questo libro per far conoscere l'efficacia del Flash+Blink, spiegare come praticare in autonomia e divulgare l'uso vantaggioso della Tabella, con il libro è fornito un collegamento dove puoi scaricarla e stamparla per conto tuo. La Tabella è da usare per alcune pratiche di sollievo dalle tensioni allo sguardo (non necessariamente solo agli occhi). Non è per controllare la vista. Anche se la Tabella non è indispensabile, se prendi l'abitudine di fare Flash+Blink in ogni circostanza, l'uso che ti suggerirò di farne ti porta a riconoscere subito sia le tensioni che quando vai verso il sollievo da esse; potrai così sfruttare al meglio questi due momenti quando non sei alla Tabella.

Se non conosci il metodo Bates ti informo che, per recuperare la vista, attualmente esistono molte scuole, percorsi, istituti, associazioni, libri, filmati gratuiti o a pagamento, eccetera, tutti inevitabilmente basati sui principi e le pratiche messe a punto dal dottor William Horatio Bates (1860-1931) e questo libro non fa eccezione. L'idea generale di questo metodo è che la vista si può recuperare: lo Yoga o la Medicina Tradizionale Cinese includono nel loro sapere l'allenamento e la manutenzione della vista, ma non sono a conoscenza se per essi è possibile il recupero vero e proprio.

Questo libro è pensato soprattutto per risolvere alcuni dati di fatto che portano anche coloro che pur conoscono o hanno provato il metodo Bates (o sue varianti) a non andare avanti con la pratica. Dopo vent'anni di conoscenza di queste pratiche, ho dovuto ammettere che non ci vedevo ancora bene. Come me, molte persone si trovano nella stessa situazione. Vale la pena considerare brevemente proprio i fatti che non dipendono dalla bontà del metodo stesso, i quali vengono sottovalutati o ignorati ma incidono, con lo scoraggiamento e la mancanza di risultati, sullo scopo desiderato di recuperare la vista. Molti di questi li ho vissuti in prima persona. Ad esempio: leggi un libro sul metodo, ma non capisci bene se esegui correttamente la pratica indicata, che risultati evidenti dovresti avere e in quanto tempo aspettarteli; nel libro sembra non esserci qualcosa per il tuo difetto specifico; potresti volere l'aiuto di un istruttore, ma non ne trovi nella tua zona; hai trovato un istruttore, ma non puoi praticare con lui tutti i giorni a motivo dei costi o della distanza o disponibilità dell'istruttore, del tempo che ci vuole per raggiungere la località dell'istruttore, e praticare una volta alla settimana può servire a poco; l'istruttore non ha un luogo proprio e si appoggia al luogo di una "associazione olistica", quindi per praticare devi iscriverti a questa associazione; l'istruttore, per mantenere bassi i costi, vorrebbe tenere lezioni ad un numero maggiore di persone che al momento non ci sono; alcune pratiche sembrano proprio noiose e le rimandi volentieri.

Alla luce dei fatti mi sono domandato: "In cosa dovrebbe consistere un metodo affinché io lo pratichi da solo, volentieri e mi ricordi di farlo? Per recuperare la vista c'è qualcosa che io possa fare sempre, in qualsiasi momento, senza dover preparare un luogo, un orario quotidiano, avere un istruttore, attrezzi, tabelle o dover otturare un occhio?"

La risposta che ho dato è il Flash+Blink, la pratica che ormai conosci.

Puoi fare il Flash+Blink in qualsiasi momento. Se lo fai mentre leggi, questo o qualche altro libro, fallo almeno un'altra volta distogliendo lo sguardo dal libro e guardando a distanza, cioè l'ambiente intorno a te.

Astigmatismo, ipermetropia, miopia, presbiopia e altri disturbi alla vista sono tensioni visive che vengono a poco a poco ma costantemente alleviate principalmente dalla pratica del Flash+Blink. La presbiopia, in particolare, puoi alleviarla anche con quella pratica semplice che ripristina la corretta convergenza degli occhi che in questo libro ho chiamato Crossing.

Come hai visto, nel giro di poche pagine hai già provato in cosa consiste fare qualcosa per la tua vista. Con le poche volte che hai praticato il Flash+Blink non hai ancora potuto constatarne benefici o efficacia. Per me è importante che a questo punto tu abbia già sperimentato la semplicità della pratica mettendoti nella condizione di allentare l'aspettativa per il contenuto del resto del libro: hai già imparato la parte principale e sarà tutto semplice così.

Se stai leggendo questo libro per risolvere solo la presbiopia (la presbiopia è quel disturbo visivo per cui non vedi bene da vicino e si presenta, di solito, dopo i quaranta anni di età) è bene che tu sappia che non ci vedi benissimo neanche da lontano o, perlomeno, non come a vent'anni. Per questo motivo in questo libro sono rare le pratiche dedicate o indicate per un disturbo specifico poiché, di base, hanno una causa comune nelle tensioni che possiamo alleviare con il Flash+Blink. Una delle caratteristiche della presbiopia è la sgradevole tensione percepita quando si incrociano gli occhi per guardare vicino. Ho imparato a mie spese che è falsa la convinzione per cui chi da giovane è miope sarà meno soggetto alla presbiopia: questi simpatici disturbi convivono d'amore e d'accordo anche se sembra un paradosso. I due disturbi non sono uno l'opposto dell'altro, hanno cause diverse.

Dal prossimo capitolo descrivo le varianti della pratica e suggerimenti sulle varie occasioni, tra cui la Tabella, in cui puoi usare il Flash+Blink o altro.

COSA FARE IN PRATICA

Cosa e come fare per migliorare la vista?

Le pratiche che puoi fare in ogni occasione sono proprio semplici varianti del Flash + Blink, tranne Crossing e Palming. Per eseguirle correttamente prefiggiti di farlo ponendo attenzione che i tuoi occhi siano morbidi, rilassati, qualunque sensazione possano evocarti queste parole.

Per brevità, e per evitare fraintendimenti, ho dato nomi propri agli insiemi di movimenti degli occhi che costituiscono le pratiche.

Puoi praticare separatamente Flash, Blink, Zoom nelle stesse occasioni dette sopra al posto del Flash+Blink. Ti elenco queste varianti, oltre che per fartele conoscere, per invitarti a riscontrare quale sia proprio per te più o meno efficace e in quale situazione.

FLASH+BLINK

La cosa principale da fare è il Flash+Blink e hai già imparato come fare: sgranare o spalancare dolcemente gli occhi e battere le palpebre più volte, sempre dolcemente. Come insieme di due movimenti ha un effetto diverso del solo sgranare gli occhi e del solo sfarfallare le palpebre. Praticalo ogni ogni volta che non ci vedi bene e che ti viene da strizzare gli occhi, in modo che col tempo lo sostituisca completamente. Fallo diventare un'abitudine. Le occasioni non mancano: mentre guardi la tv, passeggi, corri, in pausa, alla guida.

FLASH

Sgranare o spalancare dolcemente, morbidamente, gli occhi come quando siete piacevolmente sorpresi. Non è da fare ripetutamente: basta una volta. Serve anche ad accorgersi che hai gli occhi socchiusi, probabilmente perché c'è tensione alla vista. La sua funzione può paragonarsi allo sgranchirsi, ti sgranchisci perché ti accorgi che fino ad ora sei stato troppo tempo nella stessa posizione. Puoi praticarlo, ad esempio, quando ti sorprendi con lo sguardo fisso. Dopo aver fatto Flash viene spesso spontaneo battere le palpebre, cioè Blink.

BLINK

Sfarfallare le palpebre dolcemente. È la pratica che più di tutte ti fa recuperare la vista nel momento immediato, cogli ogni occasione di accorgerti se non ci vedi bene e batti le palpebre più volte possibile nell'arco della giornata. Serve a rifinire la visione, renderla più precisa e ammorbidire lo sguardo togliendo tensione. Ritengo che sia l'azione migliore contro l'astigmatismo. Dopo una certa età passare dal guardare lontano a vicino richiede un adattamento della vista più lungo e battere le palpebre dolcemente aiuta ad accorciare questo tempo.

ZOOM

Movimento delle palpebre come il Blink che però non chiude gli occhi completamente. Può somigliare allo strizzare gli occhi con un po' di tremolio, ma si fa con le palpebre rilassate, come se usassi solo le ciglia. Zoom ti può anche aiutare a non rimanere abbagliato quando passi improvvisamente a un ambiente più luminoso, come uscire all'aperto di giorno, evitandoti di dover strizzare gli occhi.

CROSSING

L'atto di incrociare gli occhi seguendo con lo sguardo un oggetto a poca distanza che avvicini o allontani: può essere una matita o un dito della propria mano (figura 1). Il Crossing serve principalmente per il sollievo dalla presbiopia, allena a riappropriarsi della capacità di incrociare correttamente gli occhi per la vista da vicino.

Una delle concause, sintomo o effetto della presbiopia è che gli occhi fanno letteralmente fatica a incrociarsi per puntare sul me-

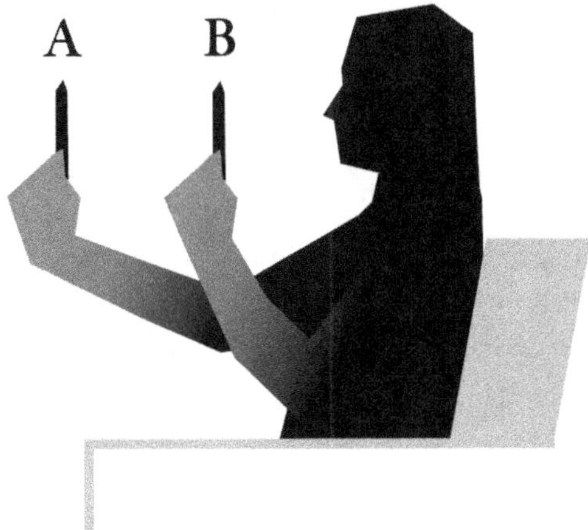

Fig. 1

desimo punto, questo crea un circolo vizioso di tensione visiva e rinuncia a guardare da vicino. Come lo sguardo fisso, anche questo è un fenomeno di cui non ti accorgi per questo non puoi evitarlo fino a che non ne conosci l'esistenza. Una volta ripristinato il corretto incrocio degli occhi è più facile recuperare la vista da vicino con il Flash+Blink e le sue varianti.

Come eseguire il Crossing? Il vero scopo di questa manovra consiste nell'osservare o accorgersi di quanto sono tesi gli occhi quando si avvicina la matita al viso, cioè il punto B della figura 1. Tieni in mano la matita con la punta verso l'alto e alla distanza in cui la vedi ancora bene (punto A), poi lentamente avvicinala agli occhi fino a quando vedi la matita sdoppiarsi oppure anche se non si sdoppia provi disagio alla vista, (considera questo il punto B.) A questo punto non fermarti e torna al punto A, sempre lentamente, e comincia un movimento a dondolo da A a B e viceversa, per quattro o cinque volte, e poi volgi lo sguardo da un'altra parte intorno a te o in lontananza. Fai una seconda sessione, questa volta battendo le palpebre dolcemente (Blink). Se continuata nei giorni, questa pratica può fare in modo che il punto B sia sempre più vicino agli occhi, ma il vero scopo è allenare o ricordare agli occhi come incrociarsi sullo stesso punto in vicinanza senza provare disagio.

MOMENTO DI CHIARA VISIONE

Per "chiara visione", in questo caso, non intendo la vista perfetta ma il vedere almeno un po' meglio del momento prima. Di solito, quando da un punto si passa a guardare qualcos'altro, c'è una frazione di pochi decimi di secondo in cui la fatica mentale (ancora occupata a rovinare la visione del punto precedente) non è ancora intervenuta con le sue tensioni alla vista. Di solito dura pochi decimi di secondo, ma è importante sapere che esiste e poi abituarsi a riconoscerla.

EVITARE LO SGUARDO FISSO

Lo "sguardo fisso", tipico delle persone introspettive e/o introverse, è sia sintomo che causa di vista imperfetta. Ciò è anche dovuto al fatto che si sta pensando: la vista si sfoca per aiutare a isolarsi visivamente. L'occhio sano, però, raramente fissa lo sguardo, fa sempre piccoli movimenti. Quando ti scopri con lo sguardo fisso prova a far guizzare gli occhi.

PALMING

La pratica più nota del dottor Bates. Consiste nel tappare gli occhi con i palmi delle mani un po' a coppa (figura 2).

Il Palming accelera il tempo di recupero della vista e lo rende stabile. Ha anche altri benefici, non direttamente associati con la vista che possono essere diversi per ognuno, scoprirai da te i tuoi.

Alcuni potrebbero non trarre beneficio dal Palming poiché la postura o qualche altro fattore provoca loro tensione, anche agli occhi, o disagio. Se, dopo averlo praticato due o tre volte, scopri di essere tra questi è bene che eviti di farlo, il tuo obiettivo principale vuole essere quello di evitare tensioni o stress di qualunque tipo. Ti invito, comunque, a riprovarci ogni tanto per vedere se in te qualcosa è cambiato.

Una volta chiusi gli occhi, non importa se passa uno spiraglio di luce, rilassati e concentrati sull'udito mettendo un po' di musica o la radio, non c'è da fare altro.

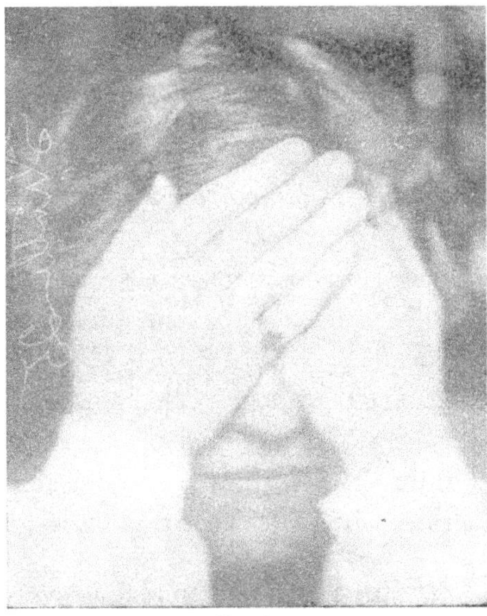

Fig. 2

Come si esegue il Palming? Per prima cosa sfrega le mani tra loro; poi, con le mani incrociate all'altezza delle dita ma non dei palmi, appoggia allo zigomo la parte della mano più vicina al polso, il palmo a coppa sull'occhio, non deve toccarlo. Appoggia bene la pianta dei piedi a terra. Evitare la schiena troppo curva permette di non far troppo pesare il capo sulle mani. Le mani dovrebbero giusto appoggiarsi agli occhi e non fare la fatica di sostenere la testa (figura 3). Tenere i piedi appoggiati completamente al suolo contribuisce al rilassamento. Metti un timer con il conto alla rovescia di minimo dieci minuti. Dopo, quando avrai finito, scostate lentamente le mani e aperti dolcemente gli occhi, avrai quella sensazione che descriverei così: il vedere è quella cosa che accade tra la propria fronte e la punta del naso.

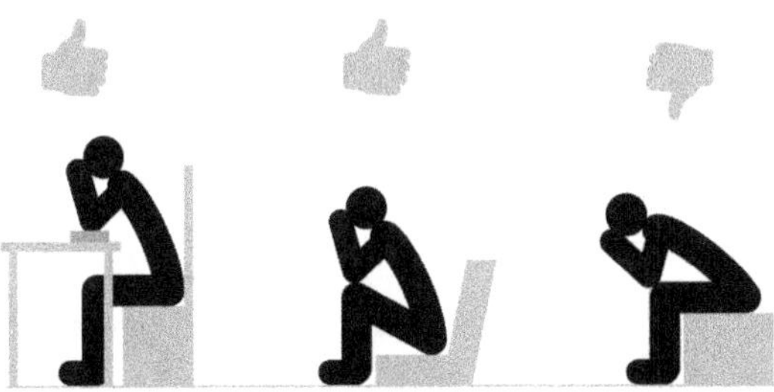

Fig. 3

LA RICERCA DELLA ZONA PIÙ SCURA

Puoi trovare sollievo dalle tensioni e imparare automaticamente a produrlo cercando in qualsiasi oggetto la zona che secondo te è più scura. È una specie di riflesso automatico dell'occhio che puoi imparare a rievocare volontariamente. Nella Tabella ho inserito il domino nero proprio con questa funzione.

Per "zona più scura" intendo quella che secondo te in quel momento percepisci più scura. Il beneficio è nel momento della ricerca e non nel trovarla.

In qualsiasi occasione ti senta gli occhi stanchi, che non sia alla guida di un veicolo o durante lavori pericolosi, puoi cercare la zona più scura di un oggetto vicino a te o dell'ambiente (oppure di una zona dell'ambiente).Puoi farlo mentre leggi un testo: per esempio nell'insieme del paragrafo ci può essere un gruppo di lettere che appaiono più dense e nere di altre. Se guardi un film indovina la zona più scura ad ogni cambio di inquadratura.

La ricerca della zona più scura porta molto sollievo, quando la pratichi impari automaticamente a rilasciare la tensione visiva.

TABELLA

Ho scoperto e messo a punto il Flash+Blink mentre mi esercitavo con la "tabella di Snellen" inserita nel libro originale di Bates (figura 4), ne avevo fatta una grande seguendo le sue indicazioni e l'avevo affissa al muro.

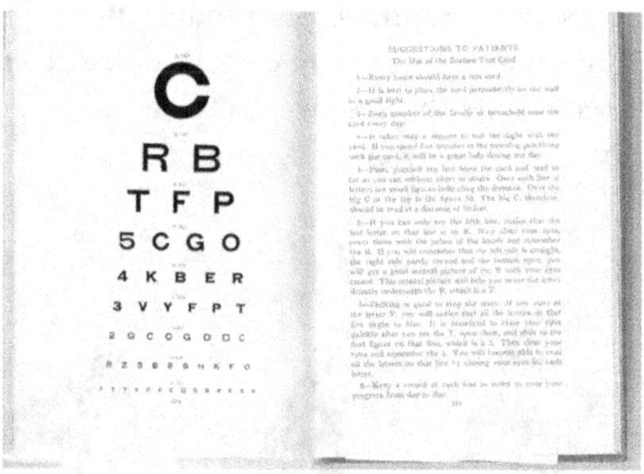

Fig. 4

Mentre mi inventavo dei percorsi tra gli spazi delle lettere, mi venne naturale sgranare un po' gli occhi e poi battere le palpebre, come fa l'occhio sano. Feci poi una ulteriore scoperta: a seconda di come scorreva lo sguardo, sulle lettere o attorno ad esse, cambiavano le tensioni visive e ci vedevo meglio o peggio, la tabella influenza la vista. Misi quindi a punto la Tabella di questo libro con l'intento di disporre le lettere in modo tale da facilitare il rilascio delle tensioni. Ti spiegherò vari modi di usare il Flash+Blink assieme alla Tabella che ne raffineranno automaticamente la pratica, così le metterai in atto nel maggior numero di occasioni quotidiane. Questo ti consentirà di recuperare la vista più velocemente.

Se non trovi occasioni di esercitarti con la Tabella o il Palming, con il Flash+Blink non hai scuse, puoi farlo sempre. Inoltre, il Flash+Blink è quello che ti fa recuperare la vista in modo costante, giorno dopo giorno, rifinendo e stabilizzando sempre più la tua acutezza visiva.

Nel prossimo capitolo ti spiego com'è fatta la Tabella di questo libro di modo che tu possa già farti un'idea di come usarla.

OCCLUSORE (EYE PATCH)

L'occlusore, da usare principalmente con la Tabella, ti serve più di tutto per due cose. La prima a notare un occhio alla volta, quali sono le sue tensioni specifiche e cosa dà sollievo da esse; la seconda è che esercitandoti alla Tabella con un occhio alla volta acceleri i tempi di recupero.

Evita di chiudere l'occhio da solo o con la mano, senza otturatore, dal momento che, anche se non ti accorgi, è un grande sforzo da evitare.

Quando sei alla Tabella fai una sessione di un occhio per volta e poi con tutti e due insieme. Non lavorare alla Tabella con un occhio solo a seduta, esercita anche l'altro anche se ci vedi bene da quest'ultimo. È importante che quando stai per togliere l'occlusore tu copra prima tutti e due gli occhi, come quando fai Palming, e poi allontani le mani lentamente per non rimanere improvvisamente abbagliato. L'occhio tappato è quasi come se avesse fatto

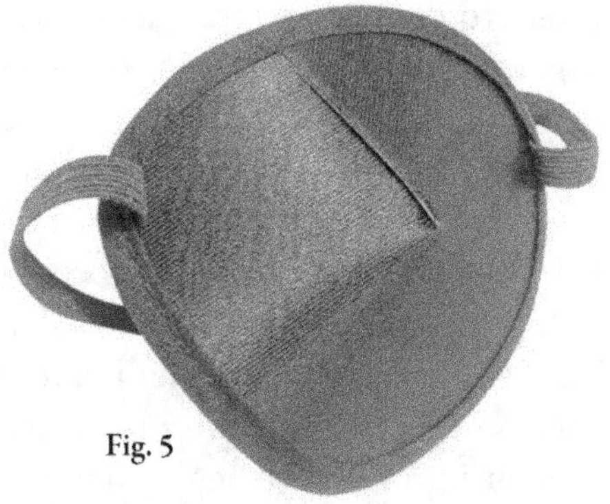

Fig. 5

Palming.

Quando hai l'occhio tappato può capitare che l'altro scoperto veda nel suo campo visivo immagini provenienti da quello tappato come un disturbo televisivo (neve) o altro; se lo ignori, dopo poco scompare, se non scompare vai avanti lo stesso con la tua esercitazione.

Se non riesci a procurarti un occlusore ("eye patch") come quello nella figura 5, puoi arrangiarti con qualcos'altro, basta che sia concavo e non prema sull'occhio anche se lo tocca. Puoi usare, ad esempio, un calzino scuro o del tessuto di maglia scura e puoi fissarli alla testa con un laccio da scarpe o la cintura di un accappatoio o quello che hai a disposizione.

MOVIMENTI DEGLI OCCHI

Un altro modo per "sgranchire" gli occhi e osservare le loro tensioni, sono i movimenti oculari. Sono da eseguire lentamente e con lo sguardo morbido.

Percorri con lo sguardo dei Grandi Cerchi in senso orario e antiorario ai confini della vista periferica, come se seguissi la lancetta dei secondi di un immenso orologio.

Percorri con lo sguardo degli Otto (8) Verticali e Orizzontali (come se sventolassi una bandiera).

Guarda dall'alto al basso un po' di volte e da destra a sinistra.

PRECISAZIONI SULLA PRESBIOPIA

La presbiopia ha due caratteristiche diverse dagli altri disturbi visivi: il ritardo della messa a fuoco (quando passi dal guardare lontano a vicino, e viceversa) e poi la difficoltà di incrociare gli occhi. Queste due difetti non hanno a che fare con la "lente" dell'occhio, ma hanno un grande impatto psicologico e anche meccanico sul risultato desiderato di vedere bene.

Dopo una certa età, che sia sintomo o causa della presbiopia, abbiamo un ritardo della messa a fuoco, e questa lentezza rimarrà anche se minima dopo esserci esercitati. Una cosa da notare e da tenere a mente è che, se hai pazienza, la messa a fuoco avviene. Le prime avvisaglie di questa non immediatezza vengono interpretate come il non vederci del tutto e scoraggiano molti nel guardare da vicino o leggere, se non a rinunciarvi del tutto, ponendosi con rassegnazione nella categoria dei presbiti. Nell'arco di tempo della messa a fuoco puoi praticare il Flash+Blink.

La seconda caratteristica, vale a dire la difficoltà di incrociare gli occhi, si manifesta con un senso di confusione, impotenza e frustrazione poiché la presbiopia affligge anche chi ha avuto la vista perfetta tutta la vita. Il difetto visivo che si presenta in modo così subdolo ti pone inequivocabilmente davanti al fatto che è passato un po' di tempo dalla tua nascita… La pratica del Crossing ti aiuta in due modi: il primo, ripristinando con po' di esercizio la funzione dell'incrociare gli occhi su di un punto; il secondo, mostrandoti che è facile rimediare. È importante rendersene conto: il sapere che puoi rimediare ogni volta con un po' di Crossing toglierà parecchia tensione visiva.

Tutte e due le caratteristiche hanno a che fare principalmente con il cambiamento di tono muscolare dovuto all'età che sia quella del muscolo che trae il cristallino che gestisce la messa a fuoco o quelli che fanno incrociare gli occhi. Ritengo che leggere da molto vicino e per lungo tempo non è una condizione ideale per la vista a qualsiasi età, meglio fare periodiche interruzioni guardando altrove.

ABBAGLIAMENTI

Ci sono degli episodi in cui riteniamo di vederci di meno a causa del ritardo della messa a fuoco, si verificano quando distogliamo la vista da uno smartphone o tablet che abbiamo fissato a lungo. Si tratta, invece, di un vero e proprio abbagliamento poiché abbiamo fissato a lungo una fonte luminosa. Inoltre, tendiamo a guardare tablet e smartphone molto più da vicino del necessario rispetto al monitor di un computer o al televisore, questa eccessiva vicinanza comporta anche il dover incrociare molto gli occhi. In questo tipo di situazioni manteniamo per lungo tempo tre tipi di stress visivo: l'abbagliamento, l'incrociare degli occhi e il successivo mettere a fuoco da lontano. Distinguere i tipi di mancanza della vista ottimale ti può alleviare un po' di tensione visiva e anche in questi casi puoi praticare il Flash+Blink.

COME È PROGETTATA LA TABELLA

Per poter usare efficacemente la Tabella vale la pena conoscere come è progettata (figura 6).

La Tabella di questo libro non serve a misurare la vista. Sappiamo che l'atto di mettersi alla prova per misurare la vista crea tensione visiva con peggioramento. L'obiettivo è proprio quello di evitare e alleviare le tensioni visive: a condizione che ti venga spiegato l'uso corretto, in buona parte questo è ottenuto dalla disposizione grafica degli spazi attorno le lettere.

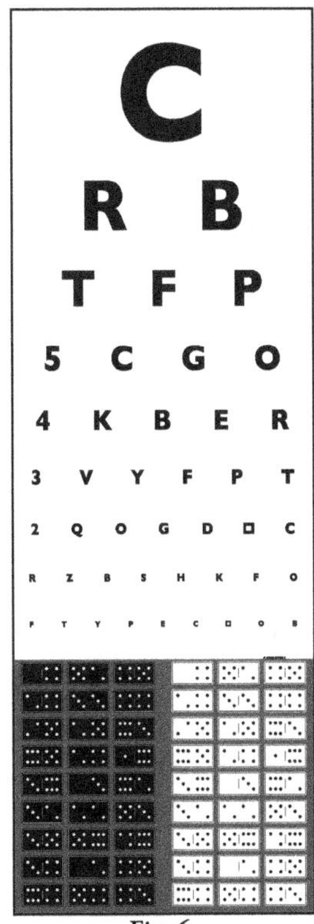

Fig. 6

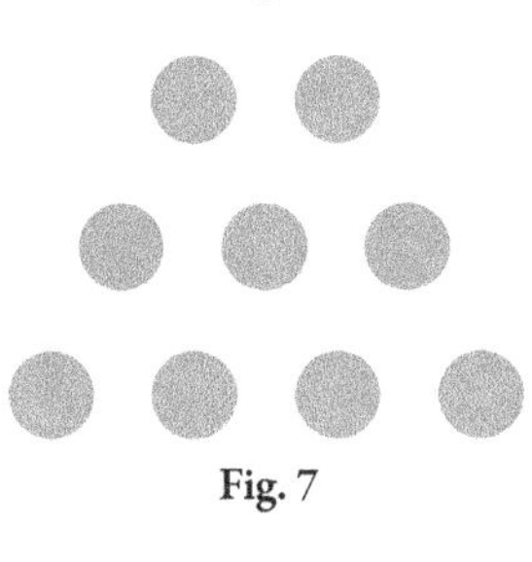

Fig. 7

La Tabella, quando assemblata, diventa un foglio da usare in verticale (30x84 centimetri) ed è divisa graficamente in due zone principali: la zona con le Lettere dell'alfabeto, in alto, e la zona del Domino, in basso.

La zona delle Lettere è composta da nove righe o livelli di lettere. Le lettere o figure (ci sono anche due quadrati nell'ultima e terzultima riga di lettere) sono disposte in ordine crescente a "tetractis" (figura 7): partendo da una sola lettera grande in alto, ogni riga successiva contiene una lettera in più, per arrivare alla nona riga composta da nove figure. Con questa disposizione si creano degli spazi uniformi tra lettere nei quali far scorrere lo sguardo compiendo un percorso senza "ostacoli" fin dentro alla zona del Domino e viceversa. Un percorso visivo rilassante. Nelle tabelle di questo genere, le lettere sono scelte per il loro "valore ottico" o modo di rifrangere la luce. Lo scopo di tutto questo è di rendere la Tabella il più prevedibile possibile poiché la prevedibilità non reca tensione visiva.

La zona del Domino è un rettangolo grigio scuro con sovrapposte tessere del domino nere a puntini bianchi a sinistra, bianche a puntini neri a destra. Ogni tessera è separata da quella vicina da un piccolo spazio che lascia vedere il fondo grigio. I puntini delle tessere nere sono disposti nello stesso modo di quelle bianche, come se fossero il negativo o positivo l'una dell'altra. Se non ci vedete bene, dif fi cil mente dis tin gue re te il fondo grigio scuro dal nero delle tessere, percepirete i puntini bianchi come disposti a caso su un fondo scuro.

Tutte e due le zone sono predisposte per praticare dei percorsi visivi che ti mostrerò nel capitolo successivo. I percorsi nella zona delle lettere mirano principalmente a evitare di guardare le lettere stesse mentre quelli nella zona del domino a evitare i pallini e cercare quella che ti sembra la zona più scura tra i pallini bianchi del domino nero.

(Nell'ultima parte del libro puoi trovare le istruzioni per scaricarla e il suo montaggio.)

COME USARE LA TABELLA GRANDE

Poni la Tabella a sei metri da te, ad un metro da terra, magari di fianco o più in alto del televisore. Se non hai lo spazio per porre la Tabella a sei metri, poiché la stanza e più piccola o per altre ragioni, va bene anche se la tieni almeno a tre metri o due metri e mezzo.

Siediti comodamente su una poltrona o divano dove appoggi la schiena e la testa, evitando così di stancarti o doverti sostenere. Pratica da seduto con la nuca stesa e il mento che punta lo sterno, vale a dire che il collo deve essere dritto e rilassato. Elimina le tensioni anche al viso, sopracciglia, labbra, palpebre e il serrare i denti, controlla periodicamente così te lo ricorderai anche quando non pratichi la tabella. Lascia lo sguardo morbido. "Sguardo morbido": una definizione volutamente vaga che ti permette di scoprire da te quale sia la sensazione senza lo stress della eccessiva precisione. Una volta che hai familiarizzato con la Tabella cerca di pensare ad altro, cioè non dare importanza e non aspettarti risultati particolari mentre stai praticando con essa. Potresti anche concentrare la tua attenzione al senso dell'udito togliendo così una parte del carico di attenzione alla vista.

Fai almeno dieci minuti di Palming prima e dopo la pratica alla Tabella. Se ti sembra che il tutto sia troppo lungo o laborioso prova almeno una volta a fare Palming alla fine della pratica e nota la differenza tra quando lo fai e quando non lo fai.

Mentre ti eserciti con la Tabella, nota quali dei percorsi-gioco descritti più avanti tolgono maggiormente tensioni alla tua vista o rilassano di più lo sguardo e pratica di più proprio quelli, senza trascurare gli altri. Il percorso che ti toglie maggiormente le tensioni potrebbe non essere sempre lo stesso, il giorno dopo, potrebbe essere un altro, e forse uno inventato da te. Ogni tanto distogli lo sguardo dalla Tabella e guardati attorno, soffitto compreso. Non "fissarti" con la Tabella e non fissare la Tabella poiché l'occhio e lo sguardo hanno bisogno di guizzare da un punto all'altro. Fissare lo sguardo crea tensione e noi vogliamo evitarlo.

Alla Tabella pratichiamo soprattutto percorsi visivi durante i quali puoi fare anche Flash +Blink, Zoom, Blink. Il tuo scopo principale è di osservare, cioè percepire fisicamente con quali percorsi e in quali direzioni le eventuali tensioni del tuo sguardo si alleviano di più. Usa il domino nero come punto di partenza o arrivo.

Se durante le pratiche le palpebre battono da sole, cioè se ti viene il Blink naturale, assecondalo, preferiscilo, è il buon segno che ti stai riappropriando della capacità naturale di battere le palpebre inconsciamente.

IL DOMINO

Percorso visivo nel domino nero.

Puoi avere un certo sollievo, specie dall'astigmatismo, cercando di passare con lo sguardo tra i pallini bianchi o tra gruppi di pallini bianchi.

Non eseguire questo percorso se il tuo difetto è tale che non intuisci nemmeno che vi siano gruppi di pallini bianchi nella zona scura, creerebbe frustrazione. Se è il tuo caso, usa questa zona per la ricerca del punto più scuro come indicato negli altri percorsi visivi.

L'ALTALENA

Più che un percorso è un'altalena tra il domino nero e la grande C in alto: guarda il domino nero cercando il punto che ti sembra più scuro e, quando lo stabilisci, confronta la sua nerezza con una piccola zona della C in alto che ti sembra più scura del resto della lettera. Ogni volta che lo fai ti può sembrare più scuro un diverso punto della C e una diverso punto del domino. Prendine nota mentalmente senza trarre alcuna conclusione, se non che la tua percezione di ciò che è nero può cambiare di volta in volta.

Puoi eseguire l'Altalena anche tra due o più lettere e di righe diverse: scegli una prima lettera di cui cercherai la zona più scura e poi un'altra con cui farai lo stesso, poi torna indietro.

Un terzo modo è saltellare con lo sguardo nella zona che ritieni più scura di quante lettere vuoi, senza ritornare indietro.

LA SERPENTINA

Percorso visivo a serpentina tra lettere e domino. (figure 8A, 8B).

A seconda se vuoi iniziare dall'alto o dal basso della Tabella, usa il domino nero per cercarne la zona più scura e percorri con lo sguardo gli spazi bianchi tra le lettere immaginando che siano larghe e comode corsie mentre pratichi il Flash+Blink, lo Zoom oppure solo Blink.

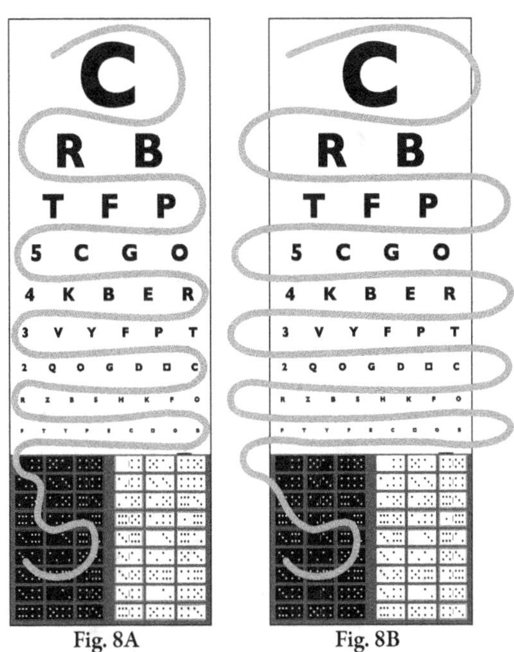

<table>
<tr><td>Fig. 8A</td><td>Fig. 8B</td></tr>
</table>

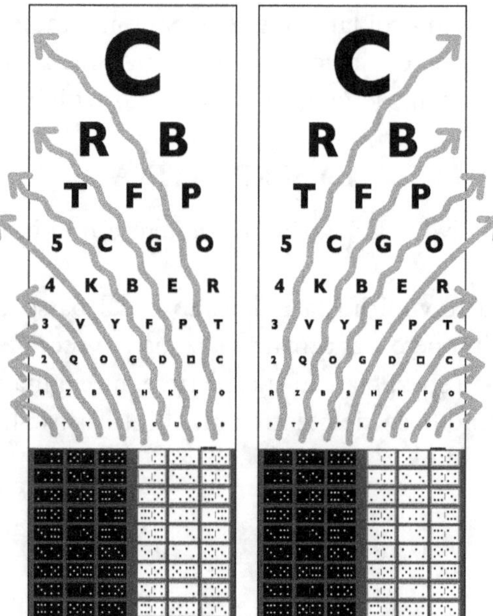

Fig. 9A

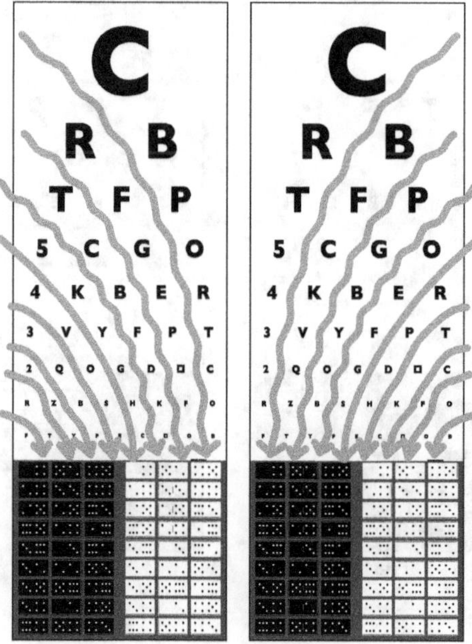

Fig. 9B

I FIUMI

Percorso visivo tra i fiumi, andata e ritorno o solo andata. (figure 9A, 9B).

Nell'arte tipografica gli spazi tra parole o lettere che formano percorsi anche verticali con le righe sopra e sotto vengono chiamati "fiumi", per cui ho adottato la stessa nomenclatura per la Tabella. Nelle figure 9A e 9B hai un esempio di fiumi che puoi percorrere con lo sguardo. La tabella è simmetrica per cui puoi percorrere i fiumi anche nel senso opposto. Fallo la prima volta, o quante volte vuoi, senza Flash+Blink, Zoom, Blink. Quando sei sul domino nero, osserva come si alleviano le tensioni al tuo sguardo se giochi facendo finta di cercare il punto o i punti che ti sembrano più neri (di volta in volta può cambiare). Poi riparti per un nuovo percorso. Mano a mano prendi nota mentalmente, ma senza preoccupartene molto, di quali siano i percorsi rilassanti e la loro direzione, vedrai che te lo ricorderai in maniera automatica. La seduta successiva, o l'indomani, quei percorsi forse non saranno gli stessi o forse sì: stai imparando, automaticamente, come togliere le tensioni al tuo sguardo e quali sensazioni fisiche agli occhi percepisci in quelle circostanze.

Puoi anche ampliare il percorso continuando oltre la Tabella: verso il soffitto lentamente fino sopra di te o per il pavimento lentamente fino ai tuoi piedi.

IL FLIPPER

Percorso visivo a flipper. (figure 10A, 10B).

Parti dal domino, dove ti sembra più scuro, e percorri un fiume in salita e uno in discesa fino di nuovo al domino dove cercherai il punto più scuro mentre rilassi lo sguardo.

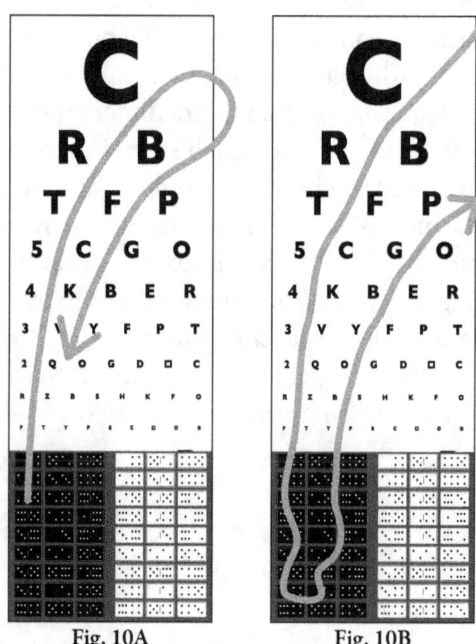

Fig. 10A   Fig. 10B

LO SCHIVARE

Percorso visivo che gira in tondo alle lettere e ricerca la zona più scura nel domino. (figure 11A, 11B). Parti da dove vuoi e vaga negli spazi tra le lettere, osserva con la vista periferica come alcune lettere, anche distanti da dove stai guardando, possono sembrare più nere o più nitide, più compatte o altri fenomeni.

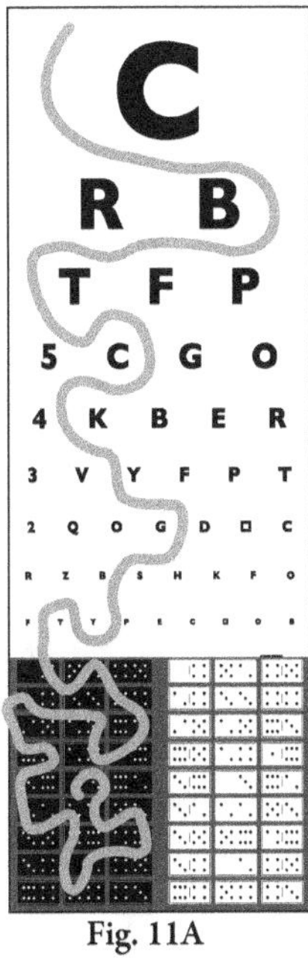

Fig. 11A

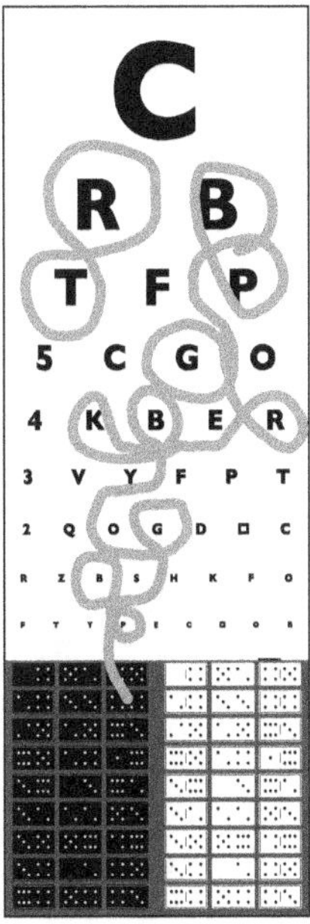

Fig. 11B

COME USARE LA TABELLA PICCOLA

Tieni in mano la Tabella Piccola (figura 12) e compi gli stessi percorsi che fai con la Grande, alterna anche l'uso degli occhi. Ricordati che lo scopo non è vedere o riconoscere le lettere, ma compiere i percorsi e percepire. Sia con la Tabella Grande che con la Piccola non ha senso voler vedere o riconoscere le singole lettere, isolate tra loro come sono nella disposizione della Tabella, poiché ciò provocherebbe tensione visiva. Di solito riconosciamo le lettere come componenti di parole poiché è così che si deve leggere, con dei movimenti dell'occhio che sorvolano intere parole, poi si fermano per ripartire (saccadi). Quando leggiamo vogliamo sapere qual è la parola e non la singola lettera. Per questo motivo la Tabella Piccola è composta anche da testi in maiuscolo-minuscolo posti ai lati (figura 12B, 12C).

B   A   C

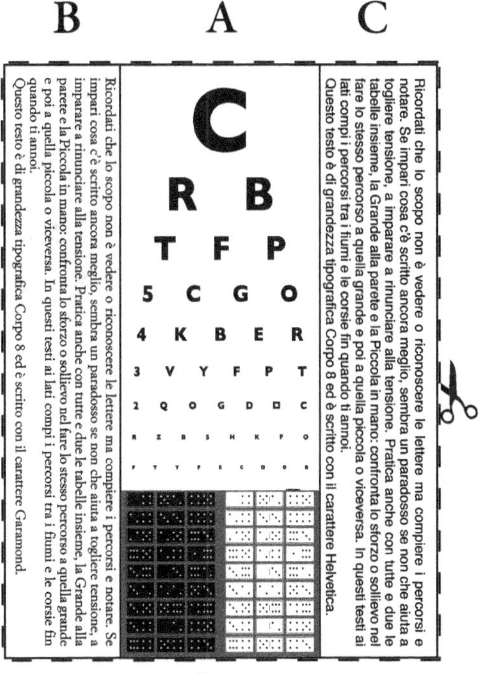

Fig. 12

Dentro questi testi ai lati, compi i percorsi tra i fiumi e le corsie fin quando ti annoi. Per evitare distrazioni, ho disposto i testi laterali di traverso rispetto alla tabella, ma la lettura deve avvenire nel verso normale, ruotando il foglietto della Tabella Piccola (figura 13).

Se impari cosa c'è scritto ancora meglio, sembra un paradosso se non che aiuta a togliere tensione, a rinunciare alla tensione.

Pratica con tutte e due le tabelle insieme, la Grande alla parete e la Piccola in mano: confronta lo sforzo o sollievo nel fare lo stesso percorso a quella grande e poi a quella piccola o viceversa.

Crossing con la Tabella Piccola: avvicina e allontana la Tabella come faresti con la matita indicata per il Crossing e compi i vari percorsi visivi allontanando e avvicinando. Puoi fare lo stesso con i testi laterali (figure 12B, 12C, 13).

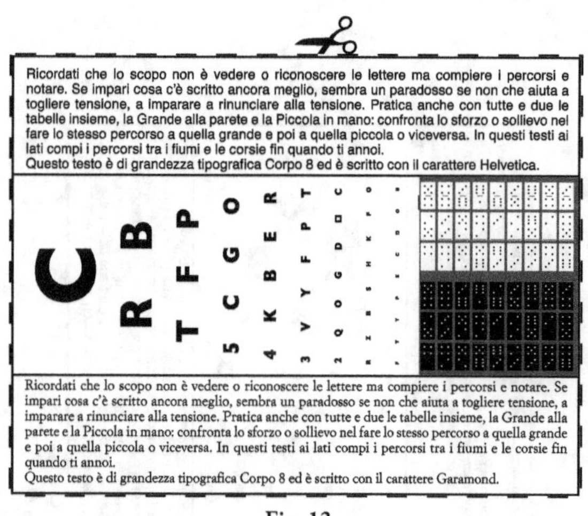

Fig. 13

PRINCIPÎ GENERALI

Questo libro vuole essere un breve e pratico manuale, tuttavia ritengo che tu possa adattare ancora meglio al tuo caso personale le varie pratiche se conosci i principi su cui le ho basate, come quando ho spiegato come è fatta la Tabella.

Tengo a precisare che quanto scritto di seguito è una spiegazione che mi sono dato a posteriori della scoperta dell'efficacia del Flash+Blink e quindi non necessariamente è oggettiva o scientifica. La precisazione riguarda la spiegazione, ma non l'efficacia che le pratiche descritte hanno avuto con me. Ho scoperto il Flash+Blink esercitandomi alla tabella normale (quella di Snellen che trovi dall'oculista) e non quella in questo libro. Stavo cercando di capire quale delle "cose che facevo con gli occhi" mi facesse vedere un poco meglio nell'immediato e per un po' mi venne naturale fare Flash+Blink (che non avevo ancora chiamato così) e così lo tenni a mente. Notai anche che il giorno dopo al risveglio ci vedevo meglio quando avevo praticato Flash+Blink più di altre pratiche. E così, quando mi misi a praticare Flash+Blink assiduamente anche senza tabella osservavo piccoli miglioramenti di giorno in giorno e continuai praticando solo quello. Nel frattempo, alla tabella, notai miglioramenti quando con lo sguardo praticavo percorsi visivi tra le lettere invece di esercitarmi sulle lettere. Capii allora che le lettere, proprio perché devono essere riconosciute e interpretate, creano tensione visiva e così sostituii un po' di lettere con il domino che non devi leggere e interpretare (conoscevo già l'uso delle tessere del gioco del domino poiché è suggerito nel libro L'arte di vedere di Aldous Huxley).

Nella prima pagina ho scritto che hai una tensione visiva proprio in questo momento. La vista, che sia perfetta o che sia difettosa viene mantenuta. La qualità della vista non è costante anche per chi ci vede benissimo. Chi ha la vista perfetta quando non ci vede bene fa qualcosa di simile al Flash+Blink solo che non se ne accorge, se ne occupa l'intelligenza motoria istintiva la quale non è controllata o avvertita dalla nostra parte conscia, come quando mastichiamo del cibo non ci occupiamo della posizione delle varie parti della bocca, lingua, mascella, ecc. Non prendiamo decisioni consce su come disporre le parti ad ogni masticata.

Ci sono diverse idee sul perché chi ha la vista difettosa ha iniziato a strizzare gli occhi in vari modi, al posto del Flash+Blink naturale (non ho spiegazioni per i difetti cosiddetti congeniti e cerco di rimediare prendendo atto che c'è comunque una situazione attuale). Generalizzo con il termine "strizzare" poiché ognuno lo fa in modo diverso. Se guardi gli occhi di un miope puoi notare che, anche quando indossa gli occhiali a correzione piena e quindi ci vede perfettamente, continua a mantenere gli occhi strizzati e, nel suo caso specifico, strizza la palpebra inferiore. Per osservare quanto sopra è meglio che il miope in questione non sia tu stesso allo specchio. Ho fatto l'esempio del miope poiché è il più facile da osservare dall'esterno. Cosa deduco dal fatto che il miope continua costantemente a strizzare gli occhi anche se ci vede bene? Deduco che ha una tensione e si sta sforzando di mantenere gli occhi nella condizione di vederci in quel modo. Molti difetti visivi hanno questa caratteristica. La tensione è continua e non ci fai caso poiché fa parte delle tue abitudini posturali, come il sedersi sempre in un certo modo o tenere la schiena curva. Che fare quindi? Accorgersi della tensione, sostituirla con quello che fa l'occhio sano nelle stesse circostanze di vista insoddisfacente, cioè il Flash+Blink (far prendere carico di questo alla parte cosciente per un certo periodo) e poi farla diventare un'abitudine naturale, vale a dire ridare il compito alla parte motoria istintiva.

Nel Flash+Blink il Flash si occupa di farti accorgere delle tue tensioni provocando il Corretto Confronto che spiego più avanti e il Blink segnala che non sei ancora soddisfatto alla parte istintiva che si occupa della messa a fuoco; ogni scarica di battiti di palpebre è un messaggio e, ricevuto il messaggio questa parte dispone lo sguardo attraverso vari tentativi di modo che la vista sia un po' più soddisfacente del momento prima. Questo "un po' più" è un passo sulla strada del recupero o del mantenimento della vista. Il battito delle palpebre, il Blink, porta verso il vederci meglio qualunque sia il tuo difetto o situazione attuale, è il metodo naturale che hai dimenticato. Quando l'occhio riceve la scarica di battiti di palpebre riceve il messaggio che non sei soddisfatto della vista e che deve fare qualcosa con qualsiasi mezzo a disposizione, dei micro aggiustamenti: può essere il cristallino, i muscoli degli occhi, calibrare la forza delle palpebre o di quello che si vuole a seconda delle scuole di pensiero.

Il Corretto Confronto provocato dal Flash fa in modo che tu ti accorga delle tensioni così da potervi rinunciare. L'occhio che non vede bene non è mai ben aperto, che non significa che debba essere spalancato, ma aperto nel giusto modo rilassato, ha sempre qualche piccola tensione che si riflette nelle palpebre. Il Flash, cioè spalancare dolcemente gli occhi, interrompe lo stato di tensione fornendo alla "memoria muscolare" una postura alternativa e che prima non c'era, con cui fare un confronto. L'occhio spalancato (dolcemente) del Flash non è assolutamente la postura giusta da tenere sempre, ma un modo per poter confrontare due posture. Può essere una situazione analoga quella in cui tu tenga spesso la schiena curva e ti venga suggerito di stare con le braccia aperte per un minuto quante volte al giorno vuoi, così che quando tornerai involontariamente a curvare la schiena te ne accorgerai poiché avverrà un confronto muscolare. In modo simile, il tenere le braccia aperte non è la postura ideale o da tenere sempre, però serve a tre cose: sgranchire i muscoli, toglierti dalla postura scorretta e fornirti una postura alternativa che faccia da paragone alla tua solita. Non andare in giro con gli occhi spalancati!

Con il Corretto Confronto, se provi a strizzare gli occhi te ne accorgerai, se metti in atto qualche altra tensione tipica del tuo difetto visivo te ne accorgerai e, in quel momento, forse per la prima volta, avrai la possibilità di compiere la scelta di rilassare lo sguardo. Il tuo tipo di tensione perenne sarà messo immediatamente a confronto con la memoria muscolare dal Flash+Blink e, a poco a poco, giorno dopo giorno rinuncerai a queste tensioni. Quando non starai vedendo bene, userai il Flash+Blink al posto della solita vecchia tensione, e anche se non farai niente avrai notato il fenomeno della tensione.

RISORSE ESTERNE AL LIBRO

Su Facebook ho preparato una Pagina dedicata a questo libro consultabile anche se non hai un account.

facebook.com/semplicementevedere

Se vuoi informarti sul dottor Bates ti consiglio di partire dal suo libro originale tradotto in italiano:

VISTA PERFETTA SENZA OCCHIALI
di W.H. Bates.
Juppiter Consulting.

Un libro che non è del dottor Bates ma mi ha molto aiutato:

L'ARTE DI VEDERE
di Aldous Huxley.
1989, Adelphi edizioni, Milano.

TABELLA:
MONTAGGIO E DOWNLOAD

Usa il link della pagina seguente per scaricare il documento in formato PDF della Tabella Grande e Piccola da stampare in formato A3.

Se non disponi di una stampante A3 puoi recarti direttamente in una copisteria o cartoleria portando con te questo libro e fornire il link della la pagina seguente.

Il documento contiene tre pagine A3, due costituiscono la Tabella Grande e una contiene alcune copie della Tabella Piccola da ritagliare.

Unisci i due fogli della Tabella Grande, senza sovrapporli, con del nastro adesivo sul retro.

Nell'ultima pagina del libro trovi la Tabella Piccola da ritagliare identica a quella da scaricare.

LINK
AL DOWNLOAD delle Tabelle

https://drive.google.com/file/d/10vGvfo4nYEFyk4L5UV0Atbx
TnbZMUEKf/view?usp=sharing

oppure:

https://goo.gl/YMidh4

oppure, se hai un lettore di QR-code,
inquadra con lo smartphone la figura qui sotto

INDICE

Tabella Piccola da ritagliare

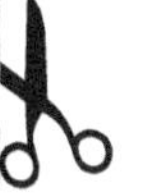

Ricordati che lo scopo non è vedere o riconoscere le lettere ma compiere i percorsi e notare. Se impari cosa c'è scritto ancora meglio, sembra un paradosso se non che aiuta a togliere tensione, a imparare a rinunciare alla tensione. Pratica anche con tutte e due le tabelle insieme, la Grande alla parete e la Piccola in mano: confronta lo sforzo o sollievo nel fare lo stesso percorso a quella grande e poi a quella piccola o viceversa. In questi testi ai lati compi i percorsi tra i fiumi e le corsie fin quando ti annoi.
Questo testo è di grandezza tipografica Corpo 8 ed è scritto con il carattere Helvetica.

```
            C
        R       B
      T    F    P
     5  C   G    O
    4  K  B   E   R
   3  V  Y  F  P   T
  2  Q  O  G  D  □  C
 R  Z  B  S  H  K  F  O
F  T  Y  P  E  C  □  O  B
```

Ricordati che lo scopo non è vedere o riconoscere le lettere ma compiere i percorsi e notare. Se impari cosa c'è scritto ancora meglio, sembra un paradosso se non che aiuta a togliere tensione, a imparare a rinunciare alla tensione. Pratica anche con tutte e due le tabelle insieme, la Grande alla parete e la Piccola in mano: confronta lo sforzo o sollievo nel fare lo stesso percorso a quella grande e poi a quella piccola o viceversa. In questi testi ai lati compi i percorsi tra i fiumi e le corsie fin quando ti annoi.
Questo testo è di grandezza tipografica Corpo 8 ed è scritto con il carattere Garamond.

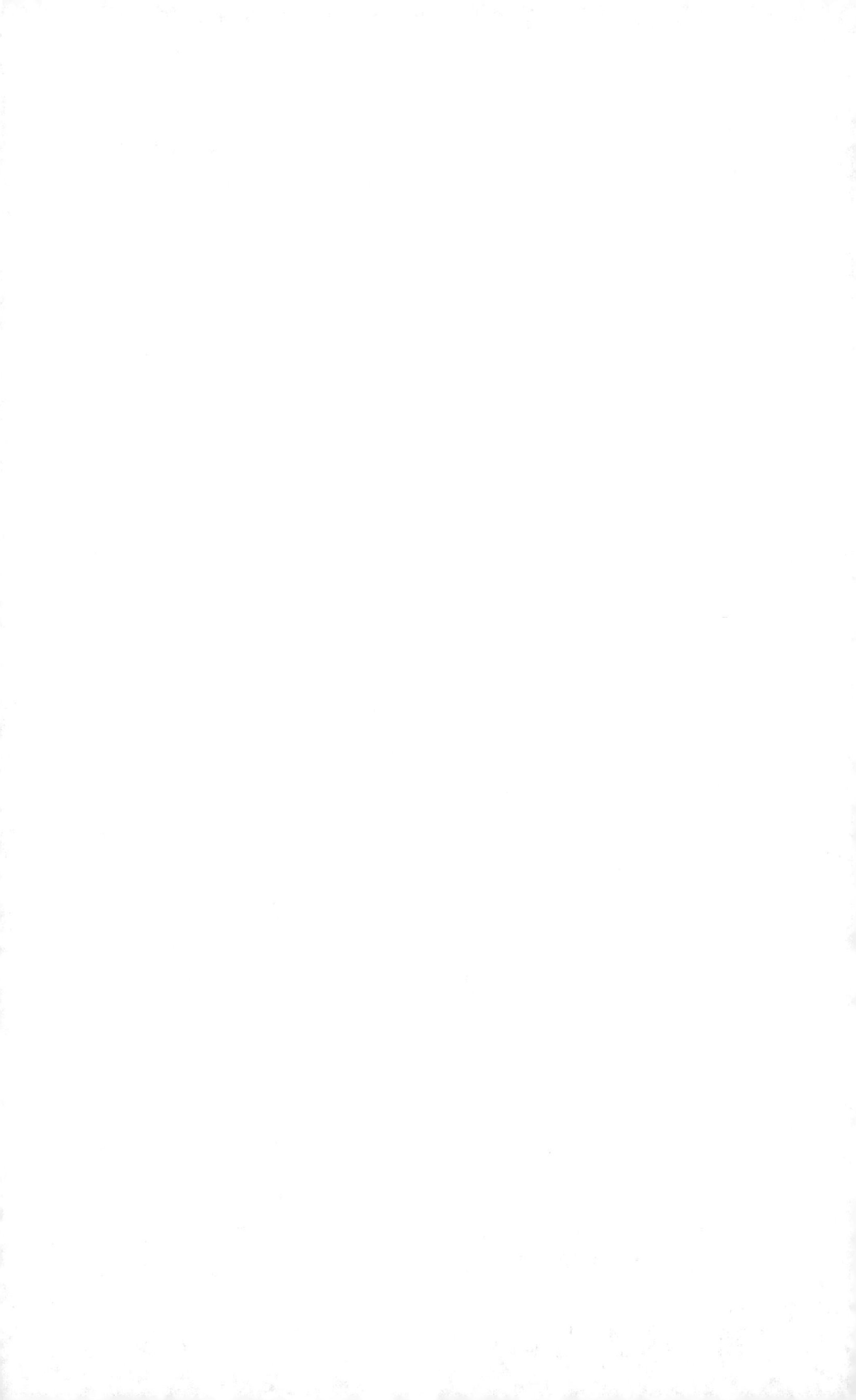